B. MOTZ

ORIGINE DE CERTAINES

TUMEURS VÉSICALES

DIAGNOSTIC & THÉRAPEUTIQUE DE CERTAINES

URÉTHRITES CHRONIQUES

Communications faites à la cinquième session de l'Association française d'Urologie, Paris 1901.

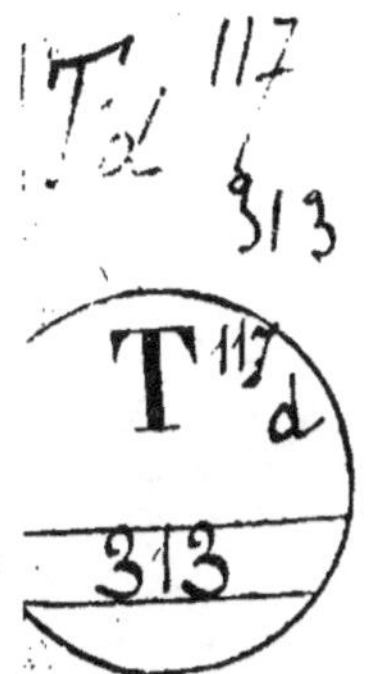

CLERMONT (OISE)
IMPRIMERIE DAIX FRÈRES
3, PLACE SAINT-ANDRÉ, 3

1902

ORIGINE DE CERTAINES
TUMEURS VÉSICALES

PAR

Le Docteur B. MOTZ

Messieurs, l'étude des tumeurs vésicales, malgré les remarquables travaux de l'École de Necker, n'est pas encore terminée. Il existe certains points qui demandent de nouvelles recherches. La question d'origine des tumeurs vésicales occupe une place importante parmi les chapitres qui nous restent à étudier.

Tous ceux qui s'occupent depuis un certain temps d'urologie, ou qui se trouvent dans un milieu riche en matériaux cliniques, ont été certainement frappés par la grande différence dans le nombre des tumeurs que l'on observe chez les hommes et chez les femmes. Et ce n'est pas seulement leur quantité relative qui est différente, mais aussi leur malignité. On n'a que se rappeler les impressions qu'on obtient au bout de certain temps de séjour à la clinique de Necker. A la salle Velpeau, salle d'hommes, vous avez très fréquemment des malades atteints de néoplasie vésicale ; à la salle Laugier, salle de femmes, les néoplasmes sont relativement rares.

Je sais bien que les statistiques du nombre relatif aux tumeurs vésicales chez la femme et chez l'homme, publiées par les auteurs, ne présentent pas une différence aussi forte que celle que nous constatons à la clinique de Necker. Mais il ne faut pas oublier que les statistiques sont ordinairement faites d'après les documents bibliographiques. J'ai eu déjà l'occasion, en parlant ici, il y a trois ans, des différentes formes histologiques des tumeurs vésicales, d'affirmer que c'est seulement les statistiques faites dans les mêmes services, englobant tous les cas sans aucune exception, qui présentent une valeur scientifique.

Au point de vue de la malignité chez la femme, les tumeurs infiltrant les parois vésicales sont tout à fait rares, chez l'homme, au contraire, elles sont très fréquentes, de telle façon qu'une tumeur inopérable chez la femme est une rareté, tandis que chez l'homme, elle se rencontre fréquemment.

Si vous voulez vérifier l'exactitude de ces impressions fournies par l'examen clinique des malades des deux sexes, vous n'avez qu'à entrer au musée anatomo-pathologique de notre maître M. le Professeur Guyon, musée le plus riche du monde, et examiner les vitrines où se trouvent les tumeurs vésicales.

Sur 67 tumeurs vésicales qui ont causé la mort, vous ne trouverez que sept pièces qui appartiennent aux femmes, et encore, parmi ces sept pièces, il y quatre tumeurs nettement et macroscopiquement d'origine génitale, il ne reste, par conséquent, que 3 tumeurs de femmes sur 60 umeurs d'homme.

Cette différence énorme, dans le nombre des tumeurs infiltrées dans les deux sexes, confirme complètement les impressions qu'on a au bout d'un certain temps d'observation des malades atteints de tumeurs vésicales, et qui se présentent à la clinique de Necker. Cette constatation faite sur les matériaux anatomo-pathologiques collectionnés depuis une quinzaine d'années, nous permet de conclure que, chez la femme, les tumeurs vésicales malignes sont tout à fait rares.

Si nous nous rapportons, à présent, aux résultats de

l'examen histologique de toutes les tumeurs de femme que j'ai pu observer, nous constatons que sur 21 malades opérées ou mortes à Necker, on trouve : 16 tumeurs de type urinaire (épithélioma typique et atypique), deux cancroïdes à la suite de cystite chronique, et une seule tumeur qui paraissait être un vrai carcinome. En présence de cette grande rareté des vrais *carcinomes* chez la femme, on peut se demander quelle est la cause de leur grande fréquence chez l'homme. Il faut admettre que les carcinomes vésicaux chez l'homme ont leur origine dans un organe voisin. Cet organe, c'est la prostate.

Il y a déjà quelques dizaines d'années que cette hypo-*thèse a été émise par Klebs, mais qui ne nous a pas donné* le nombre des cas observés. Elle a été vivement combattue par les auteurs qui n'ont pas fait l'examen histologique complet et qui ont affirmé l'état normal des prostates des gens morts de la néoplasie vésicale d'après leur aspect *macroscopique*.

M. Clado s'exprime à ce sujet de la façon suivante : « Quoi qu'en disent Klebs et Kuster, l'envahissement de la prostate paraît être rare dans le cancer de la vessie ; » et plus loin : « de nombreux auteurs ont déjà démontré ce qu'il y a d'erroné dans cette manière de voir ».

J'ai pu étudier 38 cas de tumeurs infiltrées chez l'homme, et j'ai trouvé que, dans 28 cas, c'est-à-dire dans 73 °/₀, la lésion néoplasique était *prostato-vésicale*. Il me semble donc logique de faire cette conclusion : que l'origine de la plupart des carcinomes de la vessie est prostatique.

Ces résultats ne présentent pas seulement l'intérêt scientifique, ils sont importants aussi au point de vue clinique. L'origine prostatique d'un grand nombre de tumeurs malignes de la vessie doit nous faire faire toujours les réserves nécessaires au point de vue du pronostic, même dans les cas où l'opération paraît être très complète. Cette origine doit nous engager aussi à examiner attentivement les prostates de tous les sujets atteints d'une néoplasie vésicale, et dans les cas où les chirurgiens se décident à faire une opération radicale en extirpant la vessie, ils doivent savoir qu'il y a beaucoup de chances pour que l'origine de la tumeur opérée soit dans la prostate et que, par conséquent, l'extirpation de la vessie doit être accompagnée de l'extirpation de la prostate et des vésicules séminales.

DIAGNOSTIC & THÉRAPEUTIQUE DE CERTAINES

URÉTHRITES CHRONIQUES

PAR

Le Docteur B. MOTZ

La question des uréthrites chroniques est une de celles qui sont le plus complexes. Le nombre considérable des théories pathogéniques et des indications thérapeutiques montre nettement l'insuffisance de notions précises. Il faut avouer pourtant que c'est le manque de connaissances anatomo-pathologiques des lésions urétrales qui est une des causes principales de toutes ces opinions et hypothèses qu'on émet tous les jours sur les uréthrites chroniques.

Grâce aux belles recherches de Finger, de Wassermann et Hallé, nous possédons maintenant la description la plus complète des lésions des uréthrites chroniques. Ces auteurs ont fait voir que ces lésions sont diffuses et qu'elles peuvent remonter très loin de la surface de la muqueuse en envahissant même les corps caverneux. Les infiltrations sont disséminées dans le stroma conjonctivo-musculaire et envahissent ordinairement les glandes qui s'y trouvent. L'anatomie pathologique nous fait voir en même temps que nous pouvons avoir une guérison complète de la muqueuse et de la sous-muqueuse par la formation de la sclérose plus ou moins prononcée, bien que l'état inflammatoire de l'urèthre persiste. Les foyers d'infiltration, dans ces cas, se trouvent dans le corps spongieux et ils sont localisés surtout autour des glandes de l'urèthre, c'est-à-dire qu'ils sont situés très loin de la muqueuse.

En nous basant sur l'étude d'un grand nombre d'urèthres atteints d'inflammation chronique, nous pouvons affirmer que ce sont les adénites du corps spongieux qui sont la cause principale, essentielle de la longue durée et de la difficulté de la guérison de la grande majorité des uréthrites chroniques. Ces constatations anatomo-pathologiques sont d'accord avec les résultats d'observtions cliniques qui nous indiquent la ténacité de toutes les variétés d'adénites.

Il y a donc une nécessité absolue, pour bien diriger la thérapeutique des uréthrites chroniques, de chercher, par tous les moyens possibles, à se rendre compte de l'étendue et de la profondeur des lésions uréthrales.

L'uréthroscopie peut, dans certains cas, nous donner de précieux renseignements. Mais, sans entrer dans la discussion de l'importance de l'uréthroscopie, en général, il suffit d'étudier, au point de vue microscopique, quelques urèthres chroniquement enflammés, pour voir qu'il y a des lésions ou très loin situées ou séparées de la surface par les infiltrations embryonnaires de la muqueuse dont l'existence ne peut pas être constatée à une simple inspection de la muqueuse.

L'étude anatomo-pathologique des uréthrites chroniques nous a fait chercher s'il nous était possible de remédier, au moins jusqu'à un certain point, à l'insuffisance de notre diagnostic, au point de vue de la profondeur et de la variété des infiltrations uréthrales.

J'ai commencé, il y a à peu près deux ans, à examiner par le palper tous les urèthres atteints d'uréthrite chronique que j'ai pu observer. Cet examen qui, jusqu'à un certain point, n'a jamais été employé méthodiquement par les urologistes, m'a permis, dans un certain nombre de cas, de me rendre compte de la variété de la lésion et de formuler le pronostic et les indications thérapeutiques.

Le palper direct de l'urèthre ne donne qu'un résultat absolument imparfait. Le palper doit être fait sur une bougie rigide ; le mieux sur une bougie Béniqué de gros calibre. L'examen attentif, dans ces conditions, de quelques urèthres normaux, habitue la main à sentir avec la plus grande facilité toutes les infiltrations, toutes les nodosités que présentent au moins trois quarts de la circonférence de l'urèthre antérieur. Ces infiltrations chroniques, rebelles au traitement ordinaire, se présentent le plus souvent sous la forme de petites nodosités rondes, dures, glandulaires, ou sous la forme de plaques plus ou moins diffuses. Les infiltrations localisées, arrondies, peuvent quelquefois acquérir un volume assez considérable pour que le malade lui-même puisse par le simple palper les sentir et suivre leur diminution et leur augmentation.

Cet examen malheureusement ne peut pas nous fournir de renseignements absolument complets sur l'état de l'urèthre antérieur, parce qu'on ne sent pas bien la partie supérieure qui se trouve au-dessous du corps caverneux ; mais, malgré cela, il peut nous rendre les plus grands services dans les cas où les lésions ne sont pas exclusivement localisées à la partie supérieure.

La constatation de la présence de ces infiltrations est importante au point de vue du pronostic et de la thérapeutique.

Le pronostic de ces cas est mauvais, et il est de notre devoir d'en prévenir le malade.

Quant à la thérapeutique, on peut être sûr que, surtout dans les cas de nodosités, tous les lavages, toutes les instillations et cautérisations de la muqueuse n'aboutiront à rien, parce que la lésion est *profonde* et le plus souvent glandulaire.

On ne s'arrêtera pas à ces traitements palliatifs, mais on commencera dès le début le traitement mécanique.

Ce traitement consiste dans la dilatation de l'urèthre au moins pendant dix minutes avec de grosses bougies mé-

R.F.

talliques suivie d'*un massage*, sur le Béniqué, des infiltrations uréthrales.

Il ne faut pas cependant se faire d'illusions, et croire qu'il soit suffisant de faire quelques petits massages des infiltrations uréthrales pour obtenir une guérison rapide des uréthrites qui durent des années. Le traitement demande un certain don de patience aussi bien de la part des malades que de la part des médecins. Ce traitement donnera pourtant aux médecins la conviction qu'il suit la voie la plus courte qui mène à la guérison de son malade, parce que sa conduite est d'accord avec celle qui est appliquée maintenant à toutes les infiltrations chroniques comme prostatite, péri-métrite, etc.

Les résultats déjà obtenus dans un nombre respectable des cas que j'ai pu observer soit dans ma clientèle particulière, soit à l'hôpital Necker, m'ont donné la conviction absolue de l'utilité et de la nécessité du palper uréthral, et je considère comme mon devoir d'examiner, de cette façon, toutes les uréthrites chroniques que j'ai à soigner. Cette conduite m'a permis d'obtenir des résultats rapides dans certains cas d'uréthrites gonococciques rebelles aux traitements classiques, et elle m'a donné la satisfaction de pouvoir guérir quelques malades, atteints depuis de longues années d'uréthrites non gonococciques, et qui avaient été soignés et quelquefois abandonnés comme inguérissables par les meilleurs urologistes.

Clermont (Oise). — Imp. Daix frères.

250

www.ingramcontent.com/pod-product-compliance
Lightning Source LLC
LaVergne TN
LVHW050519160826
845677LV00003B/1220

9782329618708